TUBERCULOSE

THINGS YOU SHOULD KNOW
(QUESTIONS ET REPONSES)

Rumi Michael Leigh

Introduction

Je voudrais vous remercier et vous féliciter d'avoir acheté ce livre, "Tuberculose, ce que vous devriez savoir (questions et réponses)".

Ce livre vous aidera à comprendre, à réviser et à maîtriser les connaissances générales et les mots clés de la tuberculose et son incidence sur la vie des personnes atteintes de cette maladie.

Merci encore d'avoir acheté ce livre, j'espère que vous l'apprécierez !

Chapitre 1

1) Quelle est l'abréviation de tuberculose ?

- TB est l'abréviation de tuberculose.

2) Comment la tuberculose reste-t-elle dans l'air ?

- La tuberculose reste dans l'air sous forme de gouttelettes d'eau.

3) Combien de temps les gouttelettes d'eau de la tuberculose peuvent-elles rester dans l'air ?

- Les gouttelettes d'eau de la tuberculose peuvent rester plusieurs heures dans l'air.

4) Quels sont certains symptômes systémiques de la tuberculose ?

- Certains symptômes systémiques de la tuberculose sont la fatigue, la perte de poids, la transpiration, la fièvre, etc.

5) Quelle partie des poumons la tuberculose affecte-t-elle habituellement ?

- La tuberculose affecte généralement la partie supérieure des poumons.

6) Pourquoi la tuberculose affecte-t-elle la partie
   supérieure des poumons ?

- La tuberculose affecte généralement la partie
   supérieure des poumons car celle-ci contient plus
   d'oxygène.

7) Où la tuberculose se rend-elle pour atteindre
   d'autres organes ?

- La tuberculose se déplace par les ganglions
   lymphatiques et le sang.

8) Qu'est-ce qu'une infection tuberculeuse active ?

- Une infection tuberculeuse active se produit
   lorsqu'il y a multiplication de bactéries.

9) Où commence la tuberculose active ?

- La tuberculose active commence dans les
   poumons.

Chapitre 2

1) Quelles sont les bactéries responsables de la tuberculose ?

- Les bactéries responsables de la tuberculose sont les mycobactéries.

2) Que sont les aérobies ?

- Les aérobies sont des micro-organismes qui ont besoin d'oxygène pour survivre.

3) De quoi ont besoin les mycobactéries pour survivre ?

- Les mycobactéries ont besoin d'oxygène pour survivre.

4) Les personnes infectées par la tuberculose ont-elles toujours des symptômes ?

- Non, les personnes infectées par la tuberculose ne présentent pas toujours de symptômes.

5) Pourquoi les personnes infectées par la tuberculose ne sont-elles pas toujours au courant de cette maladie ?

- Les personnes atteintes de tuberculose ne sont pas toujours au courant de cette maladie car l'infection peut rester latente pendant longtemps.

6) Qu'est-ce qui peut amener une infection tuberculeuse à évoluer de sa forme latente à une forme active ?

- Une maladie telle que le VIH / SIDA peut amener une infection tuberculeuse à évoluer de sa forme latente à une forme active. Cela se produit lorsque le système immunitaire est compromis.

7) Faut-il traiter une infection tuberculeuse latente ?

- Oui, l'infection tuberculeuse latente doit être traitée.

8) Pourquoi une infection tuberculeuse latente devrait-elle être traitée ?

- L'infection tuberculeuse latente devrait être traitée afin de prévenir la maladie.

9) Qu'est-ce qu'une primo-infection par la tuberculose ?

- Une primo-infection par la tuberculose est la tuberculose dans sa phase latente.

10) La tuberculose latente est-elle contagieuse ?

- Non, la tuberculose latente n'est pas contagieuse.

Chapitre 3

1) Qu'est-ce que la tuberculose miliaire systémique?

- La tuberculose miliaire systémique est le moment où la tuberculose se propage à d'autres tissus du corps.

2) Comment la tuberculose miliaire systémique peut-elle affecter les reins ?

- La tuberculose miliaire systémique peut provoquer une pyurie stérile.

3) Qu'est-ce que la pyurie stérile ?

- La pyurie stérile est la présence de globules blancs dans l'urine sans la présence connue d'infection des voies urinaires.

4) Comment la tuberculose miliaire systémique peut-elle affecter le cerveau ?

- La tuberculose miliaire systémique peut provoquer une méningite.

5) Qu'est-ce que la méningite ?

- La méningite est une infection qui provoque une inflammation des méninges.

6) Que sont les méninges ?

- Les méninges sont les membranes autour du cerveau et de la moelle épinière.

7) Pourquoi les patients atteints de méningite tuberculeuse et de péricardite tuberculeuse reçoivent-ils des stéroïdes ?

- Les patients atteints de méningite tuberculeuse et de péricardite tuberculeuse reçoivent des stéroïdes afin de réduire l'inflammation.

8) Comment la tuberculose miliaire systémique peut-elle affecter les glandes surrénales ?

- La tuberculose miliaire systémique peut causer la maladie d'Addison.

9) Qu'est-ce que la maladie d'Addison ?

- La maladie d'Addison se produit lorsque les glandes surrénales ne produisent pas assez d'hormones.

10) Comment la tuberculose miliaire systémique peut-elle affecter le foie ?

- La tuberculose miliaire systémique peut provoquer une hépatite.

Chapitre 4

1) Quel est l'autre nom pour les globules blancs ?

- L'autre nom pour les globules blancs est leucocytes.

2) Qu'est-ce que l'hémoptysie ?

- L'hémoptysie est la toux de sang.

3) Qu'est-ce qu'une expectoration ?

- Une expectoration est un mucus épais mélangé à de la salive. Ce mucus provient des poumons et sort quand le patient tousse.

4) Quel est l'autre nom du mucus d'une expectoration ?

- L'autre nom du mucus d'une expectoration est le flegme.

5) Qu'est-ce que l'hyperuricémie ?

- L'hyperuricémie est un taux élevé d'acide urique dans le sang.

6) Qu'est-ce que la névrite optique ?

- La névrite optique est l'inflammation du nerf optique.

7) Qu'est-ce qu'un mycétome ?

-   Le mycétome est une maladie inflammatoire chronique causée par certaines bactéries ou champignons sur la peau et les tissus sous-cutanés.

8) Qu'est-ce que la bronchiectasie ?

-   La bronchiectasie est l'élargissement et la cicatrisation anormaux des voies respiratoires.

9) Que sont les alvéoles ?

-   Les alvéoles sont de minuscules sacs aériens des poumons.

10) Quelle est la fonction des alvéoles ?

-   Les alvéoles permettent l'échange de gaz.

Chapitre 5

1) Qu'est-ce que la tuberculose pulmonaire ?

- La tuberculose pulmonaire est une infection bactérienne grave des poumons.

2) Qu'est-ce que la tuberculose extra pulmonaire ?

- La tuberculose extra pulmonaire est une tuberculose ailleurs dans le corps, c'est-à-dire en dehors des poumons.

3) Qu'est-ce que l'ostéomyélite tuberculeuse ?

- L'ostéomyélite tuberculeuse est une infection osseuse tuberculeuse.

4) Comment appelle-t-on aussi l'ostéomyélite tuberculeuse ?

- L'ostéomyélite tuberculeuse est également appelée maladie de Pott.

5) Où survient généralement l'ostéomyélite tuberculeuse ?

- L'ostéomyélite tuberculeuse survient généralement dans les vertèbres.

6) Qu'est-ce que l'arthrite ?

- L'arthrite est une inflammation des articulations.

7) Qu'est-ce que la goutte ?

-   La goutte est une forme d'arthrite qui provoque une douleur intense en raison d'un taux élevé d'acide urique dans le sang.

8) Qu'est-ce qu'une articulation ?

-   Une articulation est un endroit où deux os ou plus se rencontrent.

9) Qu'est-ce que signifie bactériostatique ?

-   Bactériostatique signifie l'arrêt du processus de reproduction des bactéries.

10) Qu'est-ce que signifie bactéricide ?

-   Bactéricide signifie la destruction des bactéries.

Chapitre 6

1) Quels sont les tests courants pour détecter la tuberculose ?

- Les tests courants pour détecter la tuberculose sont la radiographie pulmonaire, l'examen des expectorations et le test de culture.

2) Quel est le meilleur test pour diagnostiquer la tuberculose ?

- Le meilleur test pour diagnostiquer la tuberculose est le test de culture.

3) Quel est l'inconvénient du test de culture pour le diagnostic de la tuberculose ?

- L'inconvénient du test de culture pour le diagnostic de la tuberculose est que cela prend beaucoup de temps. Cela pourrait prendre des semaines.

4) La radiographie pulmonaire chez une personne atteinte de tuberculose latente est-elle normale ?

- Oui, la radiographie pulmonaire chez une personne atteinte de tuberculose latente est normale.

5) Une radiographie pulmonaire chez une personne atteinte de tuberculose active est-elle normale ?

- Non, une personne atteinte de tuberculose active présente une radiographie pulmonaire anormale.

6) Comment les échantillons d'expectorations sont-ils recueillis ?

- Les échantillons d'expectorations peuvent être prélevé par la toux du patient ou par bronchoscopie.

7) Quel est le meilleur moment pour prélever des échantillons d'expectorations chez un patient ?

- Le meilleur moment pour prélever des échantillons d'expectorations chez un patient est avant que celui-ci ne déjeune.

8) Le test d'expectoration d'une personne atteinte de tuberculose latente est-il positif ou négatif ?

- Le test d'expectoration chez une personne atteinte de tuberculose latente est négatif.

9) La culture des expectorations est-elle positive ou négative pour une personne atteinte de tuberculose latente ?

- La culture des expectorations est positive pour une personne atteinte de tuberculose latente.

10) La culture des expectorations est-elle positive ou négative pour une personne atteinte de tuberculose active ?

\-   La culture des expectorations est positive pour une personne atteinte de tuberculose active.

11) Le test cutané à la tuberculine est-il positif ou négatif pour une personne atteinte de tuberculose latente ?

\-   Le test cutané à la tuberculine est positif pour une personne atteinte de tuberculose latente.

12) Le test cutané à la tuberculine est-il positif ou négatif pour une personne atteinte de tuberculose active ?

\-   Le test cutané à la tuberculine est positif pour une personne atteinte de tuberculose active.

Chapitre 7

1) Quelle est l'abréviation PPD ?

- Dérivé protéique purifié.

2) Qu'est-ce que le PPD ?

- Le PPD est un test cutané de la tuberculose.

3) Où le PPD est-il injecté ?

- Le PPD est injecté dans l'avant-bras.

4) Comment peut-on aussi appeler le test PPD ?

- Le test PPD est également appelé test Mantoux.

5) Quel type d'aiguille est utilisée pour injecter le PPD ?

- Une aiguille à la tuberculine est utilisée pour injecter le PPD.

6) Un résultat positif de PPD signifie-t-il toujours une tuberculose active ?

- Non, un résultat positif de PPD ne signifie pas toujours une tuberculose active.

7) Quels sont les traitements les plus courants de la tuberculose active ?

- Les traitements les plus courants de la tuberculose active sont la pyrazinamide, la rifampicine, l'éthambutol, et l'isoniazide.

8) Que se passe-t-il lorsqu'un patient oublie ses médicaments antituberculeux ?

- L'omission de médicaments antituberculeux peut rendre les bactéries plus résistantes aux médicaments.

9) Quels sont certains signes d'un patient sous Rifampicine ?

- Un patient prenant de la rifampicine peut avoir des sécrétions rouges telles que des larmes et de l'urine.

10) Quelle est la fonction de la rifampicine ?

- La rifampicine tue les bactéries.

Chapitre 8

1) Comment fonctionne l'isoniazide ?

- L'isoniazide tue les bactéries.

2) Pourquoi Isoniazide provoque-t-il des symptômes tels que la dépression, la fatigue, etc. ?

- L'isoniazide provoque des symptômes tels que la dépression, la fatigue, etc., car il diminue le niveau de vitamine B6 dans le corps.

3) Comment fonctionne la pyrazinamide ?

- La pyrazinamide tue les bactéries.

4) Lequel des traitements courants de la tuberculose active peut causer une hyperuricémie ?

- La pyrazinamide peut provoquer une hyperuricémie.

5) Lequel des traitements courants de la tuberculose active peut causer une névrite optique ?

- L'éthambutol peut provoquer une névrite optique.

6) Comment agit l'éthambutol ?

- L'éthambutol tue les bactéries.

7) Comment fonctionne la streptomycine ?

- La streptomycine tue les bactéries.

8) Quel est l'effet secondaire important de la streptomycine ?

- La streptomycine peut provoquer une perte auditive.

Chapitre 9

1) Quelles sont les cellules immunitaires qui protègent les alvéoles en présence de bactéries?

- Les macrophages sont les cellules immunitaires qui protègent les alvéoles en présence de bactéries.

2) Que signifie "phage" ?

- Phage signifie manger.

3) Les macrophages détruisent-ils toujours les bactéries lors d'une infection tuberculeuse ?

- Non, les macrophages ne réussissent parfois pas à détruire toutes les infections bactériennes.

4) Qu'est-ce qu'un granulome ?

- Un granulome est un tissu de granulation formé par une inflammation ou une infection.

5) Quel est un autre nom pour le granulome ?

- Tuberculome est un autre nom du granulome.

6) Qu'est-ce que le foyer de Gohn ?

- Le foyer de Gohn est un granulome visible et de grande taille.

7) Qu'est-ce que le complexe de Gohn ?

-   Le complexe de Gohn est une combinaison d'un
    granulome infecté et d'un ganglion régional.

8) Que sont les médicaments ototoxiques ?

-   Les médicaments ototoxiques sont des
    médicaments toxiques pour les oreilles.

9) Quelle est la durée du traitement de la
    tuberculose active ?

-   Le traitement de la tuberculose active peut durer
    de 6 mois à un an.

Chapitre 10

1) Nommer les deux types de test de gamma-interféron.

- Les deux types de test gamma-interféron sont les tests T-Spot et Quantiferon-TB Gold (QFT).

2) Quel est l'avantage du test gamma-interféron par rapport au test de dérivés protéiques purifiés ?

- L'avantage du test gamma-interféron par rapport au test de dérivés de protéines purifiées est que les résultats sont immédiats.

3) Le test du test gamma-interféron indique-t-il si le patient est atteint d'une tuberculose latente ou active ?

- Non, le test gamma-interféron n'indique pas si le patient a une tuberculose latente ou active.

4) Le test dérivé protéique purifié indique-t-il si le patient est atteint de tuberculose latente ou active?

- Non, le test dérivé protéique purifié n'indique pas si le patient a une tuberculose latente ou active.

5) Dans quel environnement les patients atteints de la tuberculose active sont-ils traités ?

- Les patients atteints de la tuberculose active sont traités en isolement.

6) Pourquoi les patients atteints de la tuberculose active sont-ils traités en isolement ?

- Les patients atteints de tuberculose active sont traités en isolément car ils sont très contagieux.

7) Quand un patient peut-il sortir de l'état d'isolement ?

- Un patient peut sortir de l'état d'isolement s'il prend ses médicaments régulièrement depuis au moins trois semaines et que sa culture d'expectorations présente des signes d'amélioration, ainsi que les signes et les symptômes de sa maladie.

8) Quel est l'abréviation TDO ?

- Thérapie directement observée.

9) Quelle est l'utilisation de la thérapie directement observée ?

- La thérapie directement observée est utilisée pour contrôler l'absorption de médicaments du patient afin de garantir son observance.

Conclusion

Merci encore d'avoir acheté ce livre. J'espère que cela vous a aidé dans votre cheminement pour comprendre la tuberculose et son impact sur les personnes autour de vous qui en souffrent.

S'il vous plaît, si vous avez apprécié ce livre, j'aimerais que vous laissiez un commentaire. Ce serait apprécié.

Je vous remercie.

www.ingramcontent.com/pod-product-compliance
Lightning Source LLC
Chambersburg PA
CBHW051144250726
48655CB00007B/3236